MALADIE

DES

TAILLEURS DE PIERRES

PATHOGÉNIE ET ANATOMIE PATHOLOGIQUE

PAR

M. FELTZ

CHEF DES CLINIQUES A L'HÔPITAL CIVIL DE STRASBOURG.

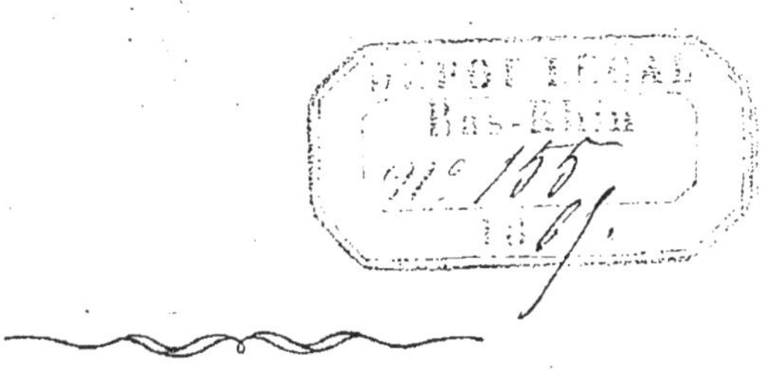

STRASBOURG

TYPOGRAPHIE DE G. SILBERMANN, PLACE SAINT THOMAS, 5.

1865.

MALADIE

TAILLEURS DE PIERRES

PATHOGÉNIE ET ANATOMIE PATHOLOGIQUE.

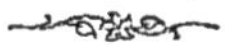

CHAPITRE PREMIER.

La grande mortalité chez les tailleurs de pierres a été en premier lieu signalée en Angleterre par Wepfer. Les observations de cet auteur remontent à l'année 1727. La question, une fois soulevée, attira l'attention des médecins d'autres pays : Leblanc, en France; Ramazzini, en Italie; Kirchland, en Allemagne, tirèrent de leurs statistiques faites sur les ouvriers de certaines carrières et de certaines manufactures les mêmes conclusions que Wepfer. La mortalité chez les tailleurs de pierres et les individus exposés à respirer des poussières métalliques ou inorganiques, bien constatée par les travaux statistiques que nous venons de mentionner, on ne tarda pas à en rechercher les causes; c'est ce que firent surtout Johnston, Clarck, Knigt, Holland, Favell et Peacock, en Angleterre; Bourgoin, Benoiston, Lænnec, Lombard, Andral, Parent-Duchâtelet, Tardieu, Piorry, Desayvre, Perron, Tourdes, Stœber, Salles-Girons et Beltz, en France; Boeens, Crocq et Kuborn, en Allemagne et en Belgique. Parmi ces auteurs, les uns admirent que la cause de la maladie des tailleurs de pierres réside dans la pénétration de poussières fines et impalpables dans les petites bronches et dans les vésicules pulmonaires; les autres trouvèrent la raison d'être de l'affection dans les habitudes d'ivrognerie et les mauvaises conditions hygiéniques des tailleurs de pierres; d'autres, enfin, dans la position forcée que les ouvriers exerçant la profession de tailleurs de pierres, sont tenus de donner au thorax. Quant à la nature de la maladie, presque tous se déclarèrent en faveur de la phthisie pulmonaire, d'une bronchite, ou d'une pneumonie ulcéreuse. Nous sommes loin de nier l'importance des conditions hygiéniques et des habitudes vicieuses du thorax au point de vue de l'étiologie de l'affection des tailleurs de pierres ; toutefois nous ne pouvons nous empêcher de reconnaître, que, n'était la pénétration des poussières dans l'organe pulmonaire, on n'aurait aucune raison de spécialiser la maladie des tailleurs de pierres.

Ayant eu occasion d'observer quelques cas de maladies dites phthisies des tailleurs de pierres et d'assister à plusieurs autopsies, nous avons essayé de reprendre l'étude de cette affection au point de vue de la pathogénie et de l'anatomie pathologique. Pour l'exposition des symptômes, nous renvoyons au livre de Clarck et à la thèse de M. Beltz.

Quant à la pathogénie, nous dûmes en tout premier lieu nous occuper de la pénétration des poussières dans les poumons, et en cas d'affirmative, chercher dans quelles portions de l'organe les poussières restent fixées. Les opinions touchant ces deux questions sont bien partagées : les uns admettant une pénétration dans les bronches et une accumulation de matières inorganiques dans les vésicules pulmonaires ; les autres niant toute pénétration de poussières non-seulement dans les vésicules pulmonaires mais même dans les bronches. La première de ces deux opinions est celle de Bourgoin, la seconde appartient à Benoiston de Chateauneuf ; l'une et l'autre trouvèrent d'ardents défenseurs. De part et d'autre on chercha des preuves, soit dans des dispositions anatomiques, soit dans l'examen et l'analyse des poumons. Mais je ne sache pas qu'on ait fait des expériences tendant à démontrer directement de quel côté se trouve la vérité. Les adversaires de Bourgoin s'attachèrent principalement à faire ressortir les obstacles anatomiques et physiologiques à la pénétration des poussières dans les poumons ; ils rappelèrent la disposition des anfractuosités des fosses nasales, les sinuosités que les colonnes d'air, pénétrant par la bouche, étaient obligées de décrire pour arriver au larynx, et les surfaces humides et gluantes contre lesquelles se frottaient les colonnes d'air. Nous-même nous pensions un instant que la disposition des bronches qui se détachent toujours les unes des autres sous des angles plus ou moins ouverts, devaient empêcher la pénétration des poussières au delà des deuxièmes ou troisièmes divisions bronchiques; en effet, les troisièmes bronches de l'arbre bronchial sont presque à angles droits avec les premières bronches, de telle sorte que la colonne d'air qui y passe se brise forcément. Personne, du reste, n'ignore la sensation désagréable, l'irritation et les efforts de toux que provoque la pénétration de corps étrangers dans le larynx. Toutes ces causes déterminèrent les contradicteurs de Bourgoin à rejeter en tous points sa doctrine.

Les partisans de la doctrine de la pénétration des poussières dans l'organe pulmonaire objectèrent qu'ils ne songent nullement à faire passer, comme Ramazzini, dans les bronches, des fragments pierreux ou métalliques considérables, et qu'ils n'entendent parler que de poudres invisibles et impalpables suspendues dans l'atmosphère. Ils essayèrent de les trouver dans les poumons; témoins les expériences chimiques de Desayvre pour les particules métalliques, les observations microscopiques de Kuborn pour les poussières charbonneuses, et celles de Bonnet pour les poussières calcaires et siliceuses. Pour nous édifier à l'égard de ces opinions contradictoires, nous avons institué une série d'expériences sur des lapins, dont les résultats ne laissent pas le moindre doute dans notre esprit.

CHAPITRE II.

Les expériences que nous avons faites sont de trois espèces : nous allons les exposer succinctement. Nous nous sommes servi d'une poudre de charbon préparée par M. Hepp; elle est aussi fine que possible, et composée de granulations que l'on reconnaît au microscope très-facilement, et qu'il est impossible de confondre avec les granulations mélaniques que l'on trouve si souvent dans le parenchyme pulmonaire.

1° Nous asphyxiâmes deux lapins adultes et très-bien portants, en leur faisant respirer, les narines étant bouchées, de la poudre de charbon à travers une sonde placée convenablement dans le larynx; l'extrémité libre de la canule plongeait entièrement dans un vase rempli de poussière; de cette façon l'inspiration amenait forcément dans l'organe respirateur de la poussière de charbon en place d'air. Le premier lapin succomba au milieu de convulsions tétaniformes au bout de quatre minutes; le second ne vécut pas même trois minutes, il périt comme le premier au milieu de convulsions. L'autopsie fut faite immédiatement après la mort; nous trouvâmes la trachée et les grosses bronches remplies de poussière de charbon. Dans les petites bronches, c'est-à-dire dans les canaux situés au delà de la troisième et de la quatrième division bronchique, il nous fut impossible de découvrir la moindre trace de charbon. Les poumons furent desséchés et alors examinés au microscope. Ni les petites bronches ni les vésicules pulmonaires ne renfermaient la moindre parcelle de charbon.

2° Deux autres lapins respirèrent tous les jours pendant six semaines de la poudre de charbon pendant trois minutes; mais nous n'enfonçâmes jamais le pavillon libre de la sonde complétement dans le charbon, de telle sorte qu'outre la poussière il passait à travers la canule de l'air en quantité suffisante pour maintenir la vie de l'animal. Ces deux lapins, quoique parfaitement nourris, ne tardèrent pas à maigrir considérablement; l'un des deux même se mit à tousser au bout de trois semaines. Ils furent sacrifiés l'un et l'autre le quarante-deuxième jour des expériences, et les poumons examinés avec soin furent trouvés dans l'état suivant :

Chez le lapin qui toussait, nous découvrîmes à la surface des poumons plusieurs petits points blancs; nous y reviendrons plus loin. Dans la trachée il y avait, ainsi que dans les grosses bronches, quelques petits amas de poudre de charbon, fixés assez solidement, sur le revêtement épithélial de ces canaux ; examinés au microscope, on ne put avoir le moindre doute sur leur nature. Dans les petites bronches, c'est-à-dire dans celles qu'on n'aperçoit qu'au microscope, nous trouvâmes d'assez fortes quantités de charbon; dans certains points la lumière de ces canalicules était presque entièrement oblitérée; les vésicules pulmonaires étaient parfaitement libres. En faisant des coupes sur tout le poumon depuis la racine de l'organe jusqu'à la périphérie, il nous fut facile de nous assurer que la quantité de charbon déposée dans les bronches allait en augmentant du centre à la circonférence. Pour pratiquer les sections devant servir à l'examen microscopique, nous avons desséché préalablement les poumons.

5° Deux autres lapins furent enfermés dans une caisse carrée, dans laquelle nous déposâmes préalablement une grande quantité de poussière de houille et de coke, de telle sorte

que ces animaux ne purent faire ni un pas ni un mouvement, sans soulever des flots de poussière; ils furent mainte-
nus dans cette caisse pendant trois mois, et nous eûmes soin
de remplacer la poussière de charbon chaque fois qu'elle était
mouillée par les urines et les excréments de ces deux lapins.
Inutile d'ajouter que, sous le rapport de l'alimentation, rien
ne manqua aux sujets de cette expérience. Au bout de trois
mois, les deux lapins furent sacrifiés et autopsiés. La muqueuse
nasale fut tout d'abord mise à nu, elle était presque partout
couverte d'un enduit noirâtre; au microscope il nous fut aisé
de reconnaître au milieu des épithéliums de nombreuses granulations charbonneuses. La muqueuse du pharynx et celle de
l'entrée du larynx étaient également colorées en noir sur di
vers points, mais à un degré beaucoup moindre que la muqueuse nasale; au-dessous du larynx, dans la trachée et les
premières divisions bronchiques, nous ne vîmes, ni à l'œil nu
ni au microscope, de poussière de charbon; mais dans les petites bronches, sur différents points du poumon, nous trouvâmes quelques paillettes de charbon. Sur quinze coupes à peu
près, pratiquées dans le parenchyme pulmonaire, il y en avait
deux ou trois où les dépôts de charbon furent parfaitement
constatés. Dans les vésicules pulmonaires il nous fut de toute
impossibillité de découvrir la moindre trace de corps étrangers. L'épithélium de ces vésicules était partout intact.

De ces diverses expériences nous croyons pouvoir conclure
que les poussières organiques ou inorganiques réduites à un
grand état de finesse, peuvent pénétrer dans l'organe de l'hé-
matose, mais qu'en aucun cas elles n'entrent dans les vésicules pulmonaires; elles se fixent toujours sur les parois des
grandes et surtout des petites bronches. Ces points de discus-
sion établis, nous allons chercher et suivre les modifications
que la présence de particules impalpables peut amener dans
le parenchyme pulmonaire. Voyons préalablement les diverses
opinions admises jusqu'à ce jour touchant l'anatomie pathologique des tailleurs de pierres.

CHAPITRE III.

Presque tous les auteurs qui ont écrit sur la maladie des
tailleurs de pierres, ont conclu, en se fondant sur les signes

physiques, sur les symptômes généraux et sur la marche de l'affection, en faveur d'une tuberculisation pulmonaire; mais ils ne rapportent pas d'autopsie à l'appui de leur doctrine. Il n'en est pas de même de leurs adversaires. Clarck, déjà dans son intéressant livre sur la phthisie, élève des doutes sur la réalité de la phthisie chez les tailleurs de pierres, si facilement admise par Bayle, Lænnec et Louis, quand il dit : « Malgré la ressemblance de la maladie des tailleurs de pierres « avec la tuberculisation pulmonaire, l'on ne pourra établir « avec certitude que l'irritation mécanique de la membrane « muqueuse des bronches entre en jeu dans le développement « des tubercules, que lorsqu'on aura une série considérable « d'autopsies faites avec soin sur des corps d'ouvriers em- « ployés aux travaux dont nous avons parlé. »

Alison énumère comme suit les lésions qu'il a généralement observées chez des tailleurs de pierres morts : certaines portions des poumons apparaissent dures et condensées, d'autres dans un état de ramollissement pulpeux ressemblant en quelque sorte au tissu ordinaire de la rate, d'autres enfin contiennent beaucoup de sérum épanché et présentent des adhérences avec la plèvre costale. Les lésions signalées par Alison sont certes loin d'être celles de la tuberculisation pulmonaire, elles se rapprochent bien plus de celles des broncho-pneumonies.

Hastings rapporte trois autopsies d'individus travaillant dans les mines : dans le premier cas, le poumon fut trouvé plus consistant qu'à l'état naturel; la muqueuse enflammée des bronches présentait plusieurs ulcérations superficielles et étendues; pas de traces de tubercules. Dans le second cas il n'y avait qu'une bronchite suppurée; dans le troisième enfin il rencontra des signes de bronchite et de tuberculisation.

Knigt relate deux autopsies de tailleurs de fourchettes; la première donna les résultats suivants : adhérences des poumons avec les plèvres pariétales, tubercules, la plupart à l'état cru, dans l'un et l'autre poumon; dans la partie supérieure et postérieure du poumon gauche on découvrit une masse ayant l'apparence et la consistance d'un cartilage du volume d'un œuf de poule; la portion inférieure des deux poumons était indurée, la muqueuse des bronches fortement enflammée. Chez le second rémouleur il signala de l'emphysème, une congestion sanguine à droite sans induration, une masse considérable de matières crétacées renfermée dans un kyste cartilagineux, et plusieurs tubercules à l'état de crudité. Le poumon gauche contenait également plusieurs tubercules, les glandes bronchiques étaient engorgées; la membrane muqueuse des bronches était rouge, ramollie, enduite d'un pus sanguinolent.

Desayvre rapporte dans son mémoire deux autopsies d'individus ayant travaillé dans une manufacture d'armes. Ni dans l'un ni dans l'autre cas il ne trouva de tubercules, mais des ulcérations très-profondes. Il admet que la poussière inorganique, en produisant de l'hyperhémie et de l'irritation du tissu pulmonaire, rend ce tissu extrêmement sensible, de telle sorte que la moindre bronchite se transmet au poumon avec la plus grande facilité. Cette inflammation une fois produite, est entretenue par l'état d'hyperhémie constant du poumon, d'où lentement et insensiblement de l'engouement, puis de l'induration. Les cavernes ne sont pas pour cet auteur le résultat d'une fonte tuberculeuse, mais celui de l'action traumatique, qu'exercent sur le tissu induré les grains à arêtes tranchantes. Ce travail ulcératif produit des cavernules, qui, en s'unissant, donnent lieu aux grandes cavernes.

M. Beltz ne mentionne qu'une autopsie dans sa thèse inaugurale; il en déduit que les poussières siliceuses produisent dans les poumons une hyperhémie avec irritation catarrhale dans les bronches, mais jamais de tubercules chez les individus non prédisposés. Ajoutons pour terminer que l'opinion de M. Beltz est la même que celle de M. Piorry et de M. Grisolle, qui placent le point de départ de l'affection dans l'obstruction des vésicules pulmonaires par le sable.

CHAPITRE IV.

Nous avons analysé aussi rapidement que possible les autopsies que nous avons trouvées dans les auteurs, et nous sommes très-étonné de n'avoir pas trouvé un seul cas de cirrhose pulmonaire. Dans les sept observations que nous citerons plus bas, avec détails, nous avons constamment observé cette lésion. Nous nous demandons si l'on n'aurait pas confondu souvent la cirrhose pulmonaire peu avancée avec la tu-

*

berculose, et si la cirrhose pulmonaire ne serait pas habituel-
lement le résultat final de l'irritation éveillée dans les petites
bronches par la présence des poussières inorganiques ou organiques. Nous sommes d'autant plus en droit de nous arrêter
à cette supposition, qu'au début la cirrhose et la tuberculisation pulmonaire sont en tous points semblables, et que les
différences qui caractérisent ces deux évolutions morbides, ne
se marquent qu'au bout d'un certain temps. Grâce au microscope on peut éviter l'erreur assez tôt, comme nous allons le
démontrer.

Nos expériences sur les lapins nous ont révélé des lésions
très-curieuses qui nous permettront d'expliquer celles que
nous avons rencontrées chez l'homme; les bronches des lapins sont en effet constituées comme celles de l'homme, nous
y trouvons de dedans en dehors :

1° Une couche de cellules épithéliales d'autant plus mince
que nous nous rapprochons davantage des vésicules pulmonaires;

2° Une muqueuse constituée par une trame de fibres con-
jonctives et des cellules plasmatiques; viennent ensuite quelques trabécules musculaires et la tunique externe fibreuse qui
se compose d'un feutrage assez épais de fibres connectives et
élastiques. Les plus petits canaux bronchiques ne sont plus
constitués que par un chorion tapissé de cellules vibratiles et
doublé de quelques fines fibres musculaires. Chez les lapins
qui ont servi à notre deuxième série d'expériences et chez l'un
de ceux qui ont fait l'objet de la troisième, nous avons trouvé,
dans les points irrités par les poussières de charbon, soit une
simple prolifération épithéliale, soit une dégénérescence purulente de ces mêmes épithéliums, autrement dit les signes
d'une bronchite catarrhale ou suppurée. Chez le lapin qui
toussait, nous avons été admirablement servi par le hasard,
en ce sens que l'irritation avait dépassé, sur divers points, la
couche des épithéliums et avait gagné la muqueuse propre-
ment dite : les cellules plasmatiques étaient en effet considérablement tuméfiées, en voie de prolifération nucléaire, et sur
divers points l'évolution morbide était assez avancée, car il
y avait commencement de formation de tissus fibreux; les granulations blanchâtres que nous avons signalées plus haut,
n'étaient autre chose que le début de la transformation des

cellules plasmatiques en fibrilles; bref, l'état du tissu bronchique était en tout comparable à celui dans lequel nous trouvons le péritoine dans certaines inflammations dites granuleuses; si nous avions laissé vivre le lapin plus longtemps, il se serait certainement développé dans un poumon des bandes de tissu fibreux néoplasique, une cirrhose pulmonaire bien définie. D'après ce que nous venons de dire, nous considérons donc dans l'évolution de la cirrhose pulmonaire trois périodes: dans la première, il y a hypertrophie et multiplication des cellules plasmatiques; les cellules de nouvelles formations procèdent de la division des noyaux des anciennes; à l'œil nu cette période ne se révèle que par une tuméfaction du tissu irrité. Dans la seconde période, les cellules néoplasiques deviennent fusiformes, s'accolent par leurs bouts, et par leur accumulation donnent lieu à de petits noyaux blanchâtres très-apparents. Dans la troisième période enfin, les fuseaux deviennent fibres, il y a formation complète de tissu fibreux parfaitement reconnaissable à l'œil nu; il n'est autre que du tissu de cicatrice ordinaire. Ce tissu néoplasique sillonnera en tous sens le parenchyme pulmonaire, car l'irritation s'étendra du tissu connectif des bronches au tissu connectif interlobulaire et sous-pleural. Disons, cependant, qu'il est toujours quelques noyaux néoplasiques qui deviennent graisseux, comme dans la tuberculose vraie.

Si nous comparons à ce processus pathologique l'évolution tuberculeuse, il ne nous sera pas difficile de reconnaître leur point de ressemblance, et de comprendre jusqu'à une certaine mesure comment l'on peut se tromper et prendre l'une pour l'autre ces deux lésions. Dans le procès tuberculeux il y a également trois faces distinctes : la première est caractérisée par une prolifération de cellules plasmatiques, une multiplication de leurs noyaux de telle sorte qu'elles ressemblent à des nids à cellules. Par l'accumulation d'un certain nombre de ces nids il se forme de petites nodosités blanchâtres, qui distinguent la seconde période; plus tard, les cellules passent à la dégénérescence graisseuse et les tuberculés sont dits ramollis. Il résulte de la comparaison que nous venons d'établir, qu'à la première période il est impossible de distinguer l'évolution tuberculeuse du procès cirrhotique, que pendant la deuxième période les deux poumons sont encore

apparemment semblables, car sans les recherches microscopiques il est impossible de distinguer une nodosité tuberleuse
d'avec un bouton de cirrhose; ce n'est donc qu'à la troisième
et dernière période que la distinction devient facile. Or dans
presque toutes les autopsies des tailleurs de pierres il est question de tubercules crus; n'est-il donc pas permis de penser que
ces tubercules crus n'étaient autre chose que des boutons cirrhotiques? Nous verrons, en effet, dans nos observations,
trois ou quatre cas où sans l'examen microscopique on eût
certainement appelé *tubercules crus* les nodosités dont nous
nous occupons en ce moment. La cirrhose pulmonaire en-
traîne consécutivement une espèce d'emphysème décrit en
premier lieu par Rokytansky; il est caractérisé par la dilatation des lobules et l'effacement de leurs alvéoles. Cet emphysème ressemble à celui que nous produisons artificielle-
ment en jetant une ligature sur une portion de poumon.

Dans la maladie des tailleurs de pierres, les choses ne se
passent cependant pas toujours de la manière que nous venons d'indiquer : nous avons vu en effet, et nous verrons encore dans nos observations, que parfois il n'y a pas cirrhose,
mais ulcération du parenchyme pulmonaire et même quelquefois évolution tuberculeuse. Nous pouvons encore expliquer ces
lésions si différentes en apparence de la cirrhose; nous avons
dit plus haut que la maladie débute toujours par de la bronchite ; or, supposons qu'il y ait une forte esquamation des
épithéliums ou dégénérescence purulente rapide de ces cellules, il arrivera forcément que le derme chorion de la muqueuse bronchique sera à nu. M. Küss nous a le premier ap-
pris ce que devient tout tissu conjonctif dépourvu de son revêtement épithélial : il s'enflamme et suppure, les cellules
plasmatiques s'hypertrophient et se remplissent de noyaux
qui ne tardent pas à devenir purulents; ces cellules venant
à se rompre, les noyaux purulents deviennent libres, s'écou-
lent et l'ulcération se trouve formée. De l'ulcération à l'ulcère
il n'y a qu'un pas. Nous nous demandons si la nature de l'inflammation en ce cas ne dépendrait pas de la quantité du sti-
mulus ou de sa qualité.

Quant à la tuberculisation chez les tailleurs de pierres, elle
se comprend par la condition de terrain : les individus prédisposés à la tuberculisation pulmonaire deviendront natu-

rellement très-facilement tuberculeux, parce que la bronchite initiale éveillera très-vite la diathèse; n'avons-nous pas vu plus haut combien sont voisines au moins au début les inflammations cirrhotiques et tuberculeuses ! La rareté de la tuberculisation pulmonaire chez les tailleurs de pierres s'explique par la nature de la profession même; celle-ci est, en effet, très-pénible, et éloigne par conséquent les individus qui ne sont pas très-valides, ce qui est ordinairement le cas pour les candidats nés de la tuberculisation pulmonaire.

CHAPITRE V.

Pour confirmer les idées que nous avons émises dans la der-dernière partie de notre travail, nous allons relater les observations et les autopsies qu'il nous a été donné de recueillir dans les différents services de l'hôpital civil :

Obs. Ire. — (Salle 23, no 18.) Le nommé Valentin Knoll, né à Strasbourg, âgé de quarante-cinq ans, tailleur de pierres de profession, est entré à l'hôpital le 23 novembre 1863. Il est d'un tempérament sanguin, d'une excellente constitution. Cet homme tousse depuis de longues années, il n'a jamais eu d'hémoptysies, pas d'antécédents de tuberculisation dans sa famille.

Il nous raconte que samedi dernier, 21 novembre, il fut pris de frissons irréguliers, de malaise général, de courbature, de douleurs dans la tête et les reins. Anorexie sans vomissements, soif intense et mal de gorge qui n'a fait qu'augmenter depuis.

Le lundi 23, douleurs rhumatoïdes dans les poignets, les genoux et les articulations métatarsiennes.

Le lendemain 24, le malade constate que sa figure, sa poitrine, ses jambes se gonflent et se couvrent d'une rougeur diffuse.

État actuel. La figure, le tronc, le dos, les aines, les membres présentent une rougeur écarlate. Les articulations citées plus haut sont douloureuses.

Il y a de la gêne dans la déglutition; la langue est rouge, les amygdales sont gonflées surtout du côté gauche, et couvertes d'un enduit blanchâtre non diphthéritique. La respiration est gênée, haletante, le malade est obligé de rester assis dans son lit. Quelques râles sibilants en arrière et à la base du thorax; sous les clavicules et dans les fosses sous-épineuses, matité et absence de respiration. Température 41. Pouls 116. On conclut à une scarlatine avec angine et accidents rhumatismaux.

Après trois jours de maladie, la mort survient.

Autopsie pratiquée vingt-six heures après la mort, par M. Morel. Toute la surface du corps, dans les points où siégeait l'éruption, est couverte de taches blanchâtres, ecchymotiques, de dimensions variables; quelques-unes sont plus foncées et noirâtres.

Teinte violacée du pharynx, de la trachée. Pas de desquamation épithéliale.

Les poumons sont hyperhémiés à un degré modéré, mais sillonnés en tous sens par des bandes blanchâtres. Chaque lobule est séparé des lobules voisins par des stries fibreuses blanches. Les lobules sont emphysémateux. Le tissu blanc que nous venons de signaler se compose de tissus fibreux.

A l'examin microscopique on y trouve des fibres connectives et élastiques et des réseaux de cellules plasmatiques (hypertrophie du tissu connectif interlobulaire). Les petites bronches sont à peine perméables, leurs parois sont considérablement épaissies, et les signes d'une prolifération du tissu connectif très-apparents au microscope. Le revêtement épithélial de ces cânaux est également en voie de prolifération (catarrhe). Les vésicules pulmonaires ne présentent pas d'altérations dans leur structure histologique.

Les épanchements sanguins de la peau ont leur siége dans les couches les plus profondes du derme.

Obs. II. — François Gerber, âgé de soixante ans, pensionnaire à l'hôpital civil, bonne constitution, tempérament lymphatique sanguin, tailleur de pierres de profession, entre à la salle 41 le 15 septembre dernier. Il nous raconte qu'il a eu plusieurs maladies de poitrine, à la suite desquelles il lui est resté un asthme qui l'a forcé d'abandonner son état il y a dix ans. Il n'y a jamais eu de maladie de poitrine dans sa famille; son père et sa mère sont morts à un âge avancé; leurs trois autres fils, dont aucun n'est tailleur de pierres, jouissent de la meilleure santé.

État actuel. Il y a deux jours il fut pris d'un violent frisson, avec mal de tête et un point de côté qui n'a duré que deux heures. Depuis son frisson il a de la fièvre, sa respiration est très-gênée, il est continuellement assis dans son lit, il n'expectore pas et ne peut pas coucher sur le côté gauche.

Examen de la poitrine. Diminution de la sonorité en avant sous les deux clavicules, matité absolue en arrière et à droite jusqu'au niveau de l'épine de l'omoplate, sonorité assez bien conservée à gauche. Râles sibilants dans toute l'étendue de la poitrine, excepté en arrière et à gauche, où il est de toute impossibilité de percevoir le moindre bruit; égophonie manifeste. Pleurésie avec épanchement considérable; le vieillard succomba au bout de trois jours.

Autopsie pratiquée vingt-quatre heures après la mort. A l'ouverture du thorax nous trouvons une grande quantité de liquide épanché dans le sac pleural du côté gauche. Ce liquide est jaune citrin. Les plèvres pariétales et pulmonaires sont épaissies, recouvertes dans différents points de plaques fibrineuses. Le poumon gauche est refoulé en arrière et rétracté. Le cœur et le péricarde sont à l'état normal. Du côté droit, adhérence très-solide entre la plèvre costale et pulmonaire. Les poumons retirés du thorax présentent à leur surface des traînées blanches très-nombreuses, qui divisent le parenchyme pulmonaire en un grand nombre de compartiments. Certains lobules, surtout du côté des sommets, sont tout à fait isolés les uns des autres par ces traînées blanches ; de plus, ils sont emphysémateux. A l'examen microscopique nous découvrons que ce tissu blanc n'est autre chose que du tissu connectif et qu'il procède de l'hypertrophie du tissu connectif interlobulaire et bronchique. Cirrhose pulmonaire.

Les bronches grandes et petites présentent les caractères d'une inflammation chronique. En frisant des coupes de petites bronches, il est aisé de voir que leurs parois sont considérablement épaissies.

Obs. III. — (Salle 21, lit n° 25.) Le nommé Florian Hermann, né à Strasbourg, est âgé de quarante ans. Tailleur de pierres de profession, il a travaillé sur son état jusque il y a dix-huit mois, époque de son entrée à l'hôpital. Il est d'une bonne constitution, tempérament nerveux, il n'a jamais été malade qu'il y a trois ans ; d'après lui, il aurait eu une pneumonie ; depuis cette maladie de poitrine il n'aurait plus cessé de tousser et de cracher beaucoup. A son entrée à l'hôpital on constate qu'il a une respiration très-gênée ; une toux quinteuse, une expectoration muqueuse abondante ; interrogé sur les affections de famille, il nous apprend qu'il n'y a jamais eu de maladie de poitrine chronique ni dans la famille de son père ni dans celle de sa mère. Peu de fièvre. État de cyanose permanent ; il ne peut rester couché dans son lit sans perdre immédiatement la respiration. Palpitations de cœur. Œdème des extrémités inférieures. Fonctions digestives en bon état.

Examen de la poitrine. Poitrine fortement bombée en avant, sonorité exagérée sous les clavicules, sonorité normale dans le reste du thorax. Expiration prolongée et rude sous les clavicules, râles muqueux dans toute la poitrine. Souffle rude au cœur. Diagnostic : bronchite chronique suspecte. Emphysème consécutif, dilatation du cœur droit.

Au mois d'avril dernier cet homme fut pris subitement d'hémoptysies. En examinant de nouveau la poitrine, on découvre en arrière, sous l'épine de l'omoplate gauche, de la matité, un peu de souffle et quelques crépitations. Peu à peu les signes d'une excavation à ce niveau deviennent manifestes. Le malade succomba deux mois après dans le marasme.

Autopsie, trente heures après la mort.

A l'ouverture de la cavité thoracique les poumons se présentent fortement emphysémateux et couverts d'une multitude de granulations blanchâtres. L'extraction du poumon offre de grandes difficultés en raison des nombreuses adhérences des plèvres, à gauche et en arrière, où la cirrhose pulmonaire présente une épaisseur très-considérable. Après de grands efforts, les poumons sont extraits du thorax, ils sont sonores à la percussion et couverts partout de granulations miliaires. Quand on les incise, on trouve les mêmes granulations sur les surfaces des sections des poumons. Au centre du poumon gauche se rencontre une excavation du volume d'un œuf de pigeon, tapissée d'une membrane pyogénique, au-dessous de laquelle s'observe une membrane dure, résistante. L'excavation communique avec plusieurs petites bronches. Elle est à moitié remplie de pus. L'examen microscopique démontra que les granulations miliaires dépendent d'une hypertrophie du tissu connectif interlobulaire. La membrane solide qui entourait la caverne était également du tissu fibreux. Sur aucun point les granulations n'indiquaient un commencement de dégénérescence graisseuse; partout, au contraire, il y avait tendance à l'organisation fibreuse.

Le cœur gauche est considérablement dilaté et renferme des caillots d'agonie.

Obs. IV. — (Salle 23, lit n° 7.) Le nommé Jean Rœssler, âgé de quarante-neuf ans, né à Strasbourg, exerce la profession de tailleur de pierres, il entre à l'hôpital le 20 janvier 1863. Constitution faible, tempérament lymphatique, taille élancée, haute, thorax très-redressé; il tousse depuis quelques années, son père est mort phthisique et n'exerçait pas la même profession que lui. Depuis un an, la toux et devenue plus opiniâtre. Plusieurs hémoptysies depuis cette époque. A la percussion on trouve, sous la clavicule gauche et dans la fosse sus-épineuse correspondante, de la matité. A l'auscultation on perçoit des craquements et une respiration très-soufflée et rude. L'appétit est assez bien conservé, les fonctions digestives sont normales. Apyrexie parfaite. Un peu d'amaigrissement et de faiblesse.

Dans le courant de l'année 1863 que le malade a passée à la salle 23, le *statu quo* s'est maintenu. Au mois de février 1864, les hémoptysies ont recommencé, pour cesser de nouveau après quelques jours.

Le 25 avril le malade a de l'oppression, il passe une mauvaise nuit, et le lendemain matin il a une forte hémoptysie; tout son crachoir est plein de sang rutilant. A l'examen de la poitrine on ne constate aucun changement. La matité n'a pas augmenté; la respiration est prolongée et soufflée. Dans le courant de la journée du 27, deux nouvelles hémoptysies. Pendant la nuit du 27 au 28, le malade

rend plus d'un litre de sang presque pur. Il est évident que l'hémoptysie tient à la rupture d'un vaisseau assez gros. Le malade s'affaiblit
assez considérablement. Sa figure est un peu cyanosée; en arrière et
à gauche, à la base du thorax, se perçoivent des râles crépitants et
sous-crépitants. Ces symptômes indiquent probablement une infiltra-
tion de sang dans les vésicules et les petites bronches. Le malade
succombe le 29.

L'*autopsie* est faite quarante-huit heures après la mort, par
M. Morel.

Les plèvres des deux côtés sont épaissies, comme cartilagineuses
en certains endroits. Très-fortes adhérences, surtout à gauche, qui
rendent l'extraction des poumons très-difficile.

Les poumons sont peu élastiques, durs, surtout vers le sommet;
en les incisant on aperçoit sur la coupe de petits noyaux durs à vo-
lumes variables, depuis une tête d'épingle jusqu'à un pois. On voit,
en outre, des traînées blanches circonscrivant les lobules pulmonaires et en connexion avec les noyaux. Le microscope démontre que
les traînées blanches sont constituées par le tissu cellulaire interlobulaire. Les noyaux sont des amas de ce même tissu, dont les caractères
sont parfaitement reconnaissables.

A la partie inférieure du lobe gauche, en arrière, on trouve une
petite cavité de la grosseur d'une noix remplie de caillots noirs. Cette
cavité est évidemment la source des hémoptysies et ne résulte que
du refoulement et de la déchirure des tissus par le sang, car on n'y
trouve aucun caractère des cavernes (cirrhose pulmonaire et ulcération).

Les petites bronches sont épaissies dans leurs parois.

Obs. V. — (Salle 23, lit n° 16.) Le nommé François Gugumus,
né à Strasbourg, tailleur de pierres, âgé de quarante-neuf ans, entre
à l'hôpital le 23 juin 1864, pour y mourir le 30 du même mois. Cet
homme paraît avoir eu primitivement une bonne constitution, main-
tenant il est un peu amaigri, mais il n'a pas l'aspect d'un individu
miné depuis longtemps par une maladie chronique. Tempérament
mixte, cheveux bruns, taille moyenne. Pas de prédispositions héré-
ditaires aux maladies de poitrine.

A l'âge de seize ans il commença à se livrer au métier de tailleur
de pierres. A vingt ans il devint soldat, et, après avoir passé cinq
ans à l'armée, il reprit son ancien métier. Pendant vingt-cinq ans il
reste exposé aux influences fatales presque inséparables de sa profession; pendant vingt ans il put leur résister, mais depuis il leur a payé
un large tribut.

Il y a sept ans, il fut atteint pour la première fois d'une affection
de poitrine, depuis il n'a plus cessé de tousser; il eut de fréquentes
bronchites aiguës et, depuis deux ans, l'oppression ne le quittait plus.

Ses forces sont presque anéanties aujourd'hui. Il y a six semaines, il eut une nouvelle bronchite, mais peu intense, car il continua de travailler jusqu'au 19 juin.

État actuel. Coloration normale de la face, respiration un peu accélérée, mais non pénible. Toux et expectoration rares, quelques crachats muqueux, état apyrétique, peau fraîche.

L'examen de la poitrine fournit les résultats suivants : quelque peu de matité sous la clavicule droite; respiration un peu rude avec des râles sibilants en avant, et muqueux en arrière.

La fréquence des battements du cœur attire l'attention sur cet organe. La percussion ne démontre pas d'augmentation de volume. La pointe bat à trois travers de doigt au-dessous et en dedans du mamelon.

En cet endroit on entend un léger souffle au premier temps. Pas d'œdème des extrémités. Pas d'albumine dans les urines. Appétit peu prononcé. Selles normales.

Diagnostic. Bronchite suspecte. Affection du cœur de nature indéterminée siégeant probablement à l'orifice mitral. Les jours du 25, 26 et 27 juin le malade est pris tous les soirs d'un fort accès de dyspnée, qui dure de trois à quatre heures. Le 27, l'orthopnée persiste toute la nuit. Le matin du 28, il sent tout à coup une espèce d'engourdissement dans l'avant-bras droit, et il constate lui-même que le pouls a disparu; au poignet on ne sent en effet ni les pulsations de la radiale ni celles de la cubitale. Les pulsations de la brachiale sont très-fortes, elles cessent d'être perçues au-dessous du pli du coude.

La respiration est rude, accompagnée de râles muqueux en arrière, sibilants en avant. Un peu de matité à la région inférieure du thorax des deux côtés (épanchement commençant). En avant et à droite la matité arrive jusqu'au mamelon; le malade étant assis du côté gauche on trouve une matité qu'on ne peut plus rattacher à l'épanchement pleurétique. Elle occupe en effet la région précordiale depuis la troisième côte jusqu'à la base du thorax et une largeur de 14 centimètres. Le choc du cœur est à peine sensible, les bruits du cœur sont obscurs. On pense un instant à une hydro-péricardite.

Le 28 juin, la nuit a été assez bonne. Œdème considérable des extrémités inférieures. La matité du côté droit dépasse le mamelon. La matité précordiale a diminué, les artères de l'avant-bras sont toujours sans pouls.

Le 29, au soir, oppression considérable, respiration très-accélérée, quelques crachats sanguinolents.

Le 30, la figure est très-altérée, pâle; physionomie abattue, joues excavées, la matité précordiale a encore diminué, plus de battements de la brachiale dans le tiers inférieur du bras; à l'auscultation on entend les bruits du cœur. Le soir, le malade meurt subitement, sans pousser un cri, sans faire de mouvement, sans même que son voisin de lit s'en aperçût.

Autopsie. A l'ouverture de la poitrine, on constate un épanchement dans les deux plèvres. Le liquide est citrin, plus abondant à droite qu'à gauche. Toute la surface de la plèvre pulmonaire est couverte de fausses membranes. Le bord du lobe supérieur gauche recouvre légèrement la base du cœur; cette portion du poumon, sur une hauteur de 6 à 7 centimètres, est hépatisée, non crépitante; à l'incision il s'en écoule un liquide sanguinolent, qui paraît épanché dans l'intimité des tissus (apoplexie capillaire); en effet on n'aperçoit nulle part de rupture de vaisseau. La trachée et les bronches sont injectées, rouges, remplies d'écume. Les deux poumons sont farcis de noyaux blancs. L'examen histologique montre que ces tubercules sont le résultat de la prolifération des cellules plasmatiques du tissu bronchial et interlobulaire.

On remarque dans ces tubercules une tendance manifeste à l'organisation fibreuse.

Quelques cuillerées de liquide clair dans le péricarde. Plaques laiteuses nombreuses sur le cœur, traces d'ancienne péricardite. Le cœur est plus volumineux qu'à l'état normal. Ventricule droit rempli de caillots noirs. Valvules intactes. Ventricule gauche à peu près vide, parois épaissies. La valvule mitrale est intacte. Les valvules sigmoïdes de l'aorte sont saines, mais l'aorte est athéromateuse, toute sa surface interne est inégale, rugueuse; certaines parties sont comme ulcérées, d'autres sont incrustées de matières calcaires. Sur plusieurs points on remarque des végétations, formées par des détritus de la membrane interne. On peut poursuivre la dégénérescence jusqu'à la partie inférieure de l'aorte. Les artères principales des membres sont saines. Celles du cerveau le sont aussi. Dans les artères radiale et cubitale droites on trouve dans chacune, à 2 centimètres de leur origine, un noyau blanchâtre, obstruant complétement leurs cavités et précédé d'un caillot noir remontant à l'artère humérale.

OBS. VI, recueillie en 1853 par M. Michel dans le service de M. Schützenberger, d'un tailleur de pierre mort le 20 mars avec tous les symptômes de la phthisie dite *galopante.*

Autopsie. Les deux poumons incisés laissent voir sur la coupe une foule de petites masses variant en général de la grosseur d'un grain de millet à celle d'un gros pois, dures, criant sous le scalpel; elles ont une consistance fibro-cartilagineuse, d'une couleur ardoisée. Ces petites masses existent dans toute l'épaisseur des deux poumons. A la surface des sommets des deux poumons existent des bandes fibreuses assez épaisses coupant la substance pulmonaire, et sur plusieurs points il y a un épaississement manifeste du tissu cellulaire interlobulaire. Quelques-unes des granulations signalées plus haut renferment une substance blanchâtre, ramollie, friable.

Examen microscopique. 1° *Des masses dures.* Les coupes ressemblent à des lamelles de tissus fibro-cartilagineux, translucides, très-serrées. Elles se composent d'un feutrage très-serré; en dissociant, on reconnaît des fibres granulées, très-nombreuses et très-serrées les unes contre les autres. Les granulations qui ont une teinte noirâtre sont saupoudrées de granules de pigment noir. Dans quelques points on trouve des fibres élastiques normales.

2° *Substance ramollie.* Elle renferme beaucoup de détritus granuleux et fibroïde et des éléments fibro-plastiques. De cette observation MM. Schützenberger et Michel ont conclu à une transformation fibreuse du poumon.

Obs. VII. — (Service des variolés.) Au mois d'août dernier il succombait dans mon service un tailleur de pierres âgé de trente-cinq ans. Il était fort et robuste et n'avait jamais eu d'autre maladie que la variole qui l'amène à l'hôpital. Il prétendait n'avoir jamais toussé.

Autopsie. A l'ouverture du thorax nous trouvons les deux poumons couverts d'une multitude de petites granulations blanches; en incisant les poumons, en suivant les bronches, il nous fut aisé de reconnaître que tout le parenchyme pulmonaire était farci de nodules semblables à ceux qui occupaient la surface des poumons. Les bronches grandes et petites présentaient des traces évidentes d'inflammation. Les bords antérieurs et les sommets des poumons étaient emphysémateux. Ici le tissu interlobulaire était manifestement hypertrophié.

A l'examen microscopique il nous fut aisé de voir que les cellules plasmatiques des petites bronches étaient en voie de prolifération, et que les modules se composaient d'éléments fusiformes. Sur aucun point il n'y avait ramollissement de modules (cirrhose pulmonaire au deuxième degré).

CHAPITRE VI.

Les observations que nous venons de rapporter renferment des spécimens de la cirrhose pulmonaire à ses différents degrés. Elles nous démontrent combien il est facile, avant la troisième période de la cirrhose, de confondre cette affection avec la tuberculisation. Nous devons ajouter ici qu'il est une autre maladie que l'on confond facilement avec la cirrhose et la tuberculisation pulmonaires; je veux parler de la pneumonie tuberculiforme, comme l'appelle M. Morel, maladie qui se traduit sur le cadavre, du moins à son début, par des nodosités plus ou moins consistantes. Pour faire le diagnostic, il est encore nécessaire de recourir au microscope. Grâce à cet instrument il est facile de démontrer que la lésion ne siége pas dans le tissu conjonctif, mais dans les lobules pulmonaires mêmes, et que les nodules résultent de la prolifération inflammatoire des épithéliums de certains lobules ou d'un certain nombre de vésicules d'un même lobule. Dans un travail ultérieur nous essaierons de montrer quelles sont les différences cliniques existant entre les diverses affections dont nous venons en quelques mots de présenter les différences anatomo-pathologiques.

CONCLUSIONS.

I. La pénétration des poussières impalpables organiques ou inorganiques, dans l'organe pulmonaire, ne peut être niée.

II. Ces poussières n'arrivent jamais dans les vésicules pulmonaires.

III. Elles provoquent un travail inflammatoire qui conduit presque toujours à la cirrhose pulmonaire, quelquefois à l'ulcération du parenchyme pulmonaire, à la tuberculose s'il y a prédisposition de l'individu.

IV. Il est facile de différencier, grâce au microscope, les nodules tuberculeux, les boutons cirrhotiques et les nodosités de la pneumonie tuberculiforme.

Qu'il me soit permis, avant de terminer, de remercier mes maîtres, MM. les professeurs Schützenberger, Hirtz, Michel et Morel, car c'est dans leurs savantes leçons que j'ai surtout puisé les idées et les matériaux qui m'ont mis à même de faire ce petit travail.

Bibliographie.

Allison, *Medical chirurg. Trans.*, t. I.

Alibert, *Nosologie.*

Andral, *Lœnnec Auscultation.*

Beltz, *Introduction aux analyses des travaux de la Société médicale du Haut-Rhin*, t. 1, p. 21.

Benoiston, *Influence de certaines professions sur le développement de la phthisie pulmonaire.* (*Annales d'hygiène*, 1re série, t. VI.)

Bonnet, *Sepulchretum*, lib. II, vol. I.

Britich and Foreing medico-surgical Revers, 1860.

Beltz, thèse de Strasbourg, 1862.

Bayle, *Recherches sur la phthisie pulmonaire*, édit. 1855.

Clarck, *Traité de la phthisie pulmonaire.*

Compendium de médecine pratique, article *Phthisie pulmonaire.*

Durwell, *Aperçu géologique du canton de Guebwiller.*

Diemerbrœck, *Anat.*, liv. II, chap. XIII.

Desayvre, *Maladie des ouvriers de la manufacture d'armes de Chatellerault.* (*Annales d'hygiène.*)

Favell Fox, *The Edimburg medical and surgical Journal*, 1858.

Grégory, ibidem, novembre 1831.

Grisolle, *Traité de la pneumonie.*

Hervieux, *Gazette hebdomadaire*, 1856.

Kuban, ibidem, 1863, nos 30 et 35.

Laënnec, *Traité d'auscultation.*

Leblanc, *Précis d'opérations de chirurgie.*

Lombard, *Influences des professions sur le développement de la phthisie.* (*Annales d'hygiène*, 1834.)

Michel, *Remarques sur le microscope.*

Marchall, *Lancette*, 17 mai 1834.

Morel, *Traité d'histologie.*

Parent-Duchatelet, *Hygiène publique.*

Piorry, *Gazette médicale*, 13 juillet 1847.

Perron, *Maladies produites chez les horlogers*.

Peacock, *Annales d'hygiène*, 1861.

Putégnat, *Maladies des tailleurs de cristal et de verre*.

Ramazzini, *Traité des maladies des artisans*.

Rokitansky, *Lehrbuch der pathologischen Anatomie*, t. I. Vienne 1855.

Reinhardt, *Annalen des Charité-Krankenhauses*. Berlin 1855.

Sales-Girons, *Clinique médicale*, 7 décembre 1861.

Tourdes et Stœber, *Rapport au Conseil d'hygiène du Bas-Rhin*.

Tardieu, *Etude hygiénique sur la profession des mouleurs en cuivre.*
  (*Annales d'hyiène*, 1854.)

Valleix, *Guide du médecin praticien*.

Virchow, *Pathologie cellulaire*, traduction de Picard, 1861.

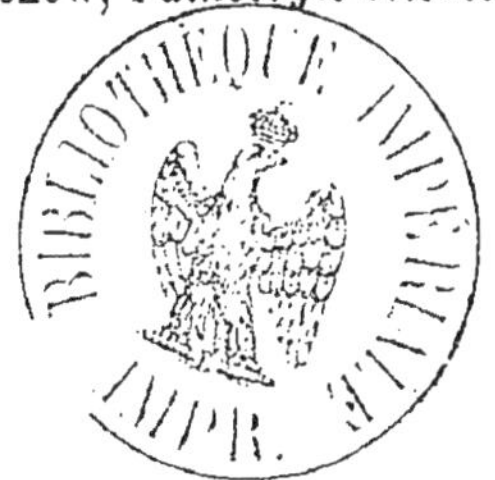

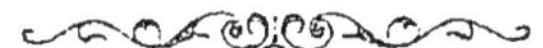

9 782019 717209